这本书属于超级无敌可爱的小朋友

图书在版编目（CIP）数据

便便历险记/许雅君著.—北京:化学工业出版社,
2022.4
（给孩子的食物魔法书）
ISBN 978-7-122-40754-2

Ⅰ.①便… Ⅱ.①许… Ⅲ.①营养卫生－儿童读物
Ⅳ.① R153.2-49

中国版本图书馆 CIP 数据核字 (2022) 第 021348 号

责任编辑：杨晓璐 杨骏翼　　　　　　　内文绘图：周 逸 柴陆瑶
责任校对：宋 玮　　　　　　　　　　　装帧设计：逗号张文化

出版发行：化学工业出版社 (北京市东城区青年湖南街 13 号 邮政编码 100011)
印　　装：北京瑞禾彩色印刷有限公司
889mm×1194mm　1/20　印张 1¾　字数 8 千字　插页 1　2022 年 5 月北京第 1 版第 1 次印刷

购书咨询：010-64518888　　　　　　　售后服务：010-64518899
网　　址：http://www.cip.com.cn
凡购买本书，如有缺损质量问题，本社销售中心负责调换。

定　　价：19.80 元

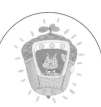

给孩子的食物魔法书

便便历险记

北京大学教授 许雅君 / 著

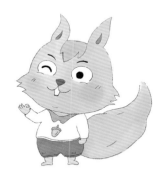

松鼠小精灵

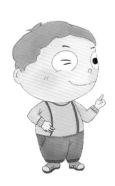

柯柯（4岁）

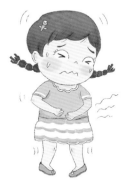

小美（5岁）

化学工业出版社

·北京·

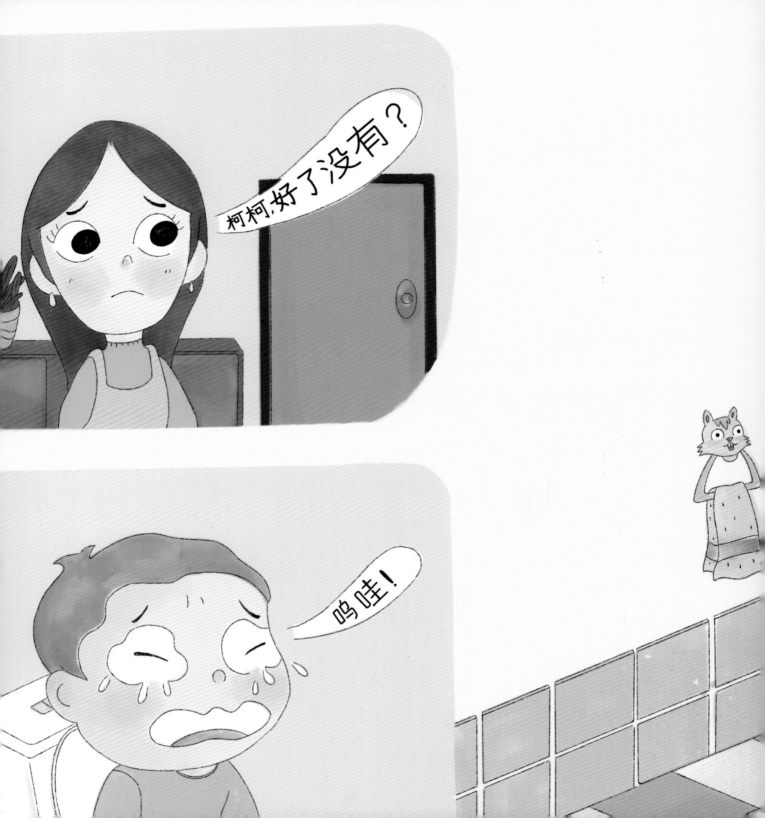

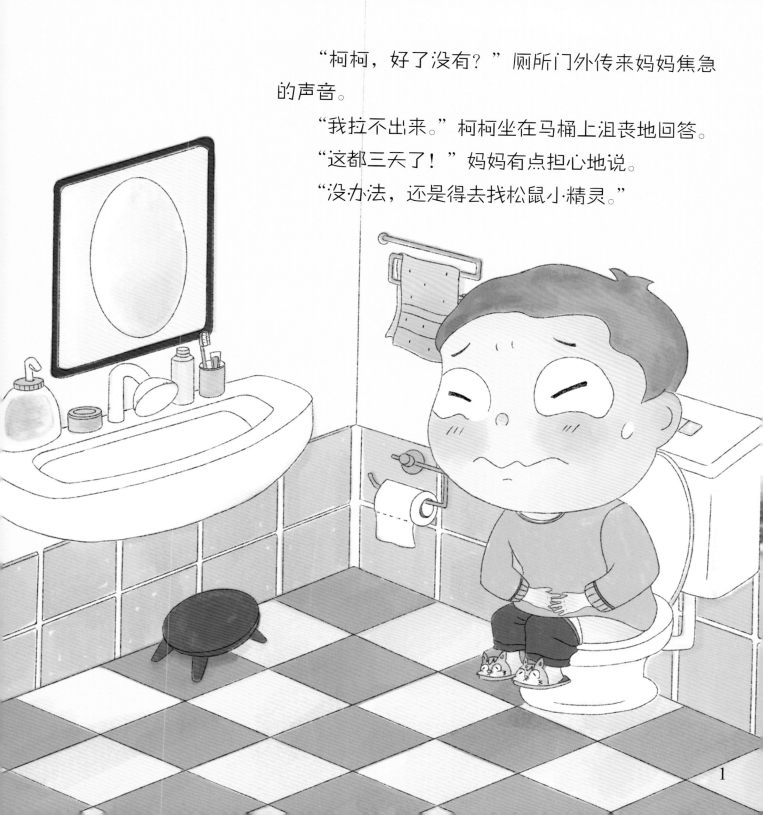

"柯柯，好了没有？"厕所门外传来妈妈焦急的声音。

"我拉不出来。"柯柯坐在马桶上沮丧地回答。

"这都三天了！"妈妈有点担心地说。

"没办法，还是得去找松鼠小·精灵。"

1

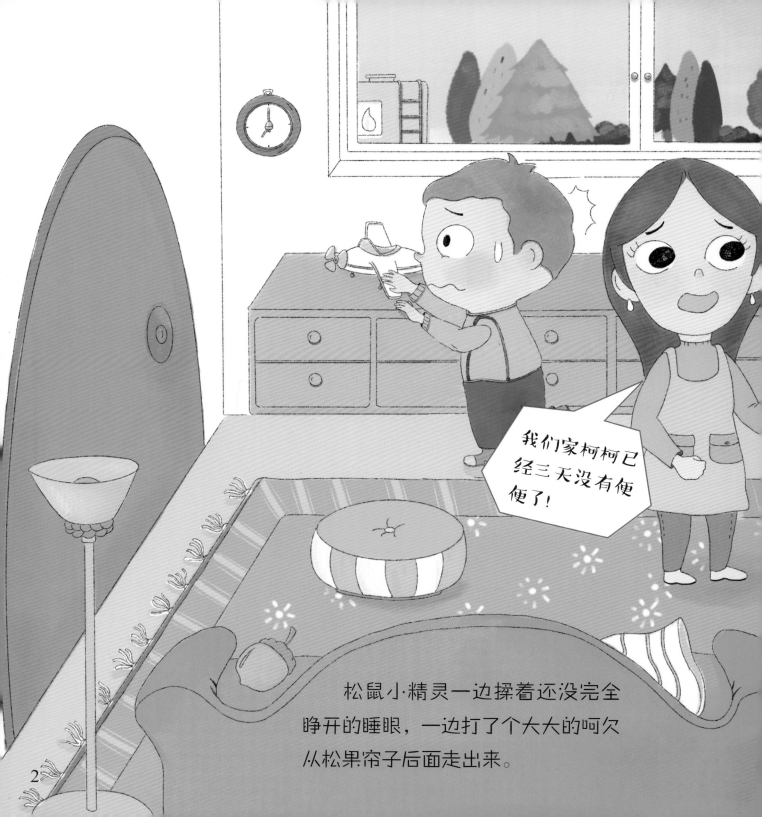

我们家柯柯已经三天没有便便了！

松鼠小·精灵一边揉着还没完全睁开的睡眼，一边打了个大大的呵欠从松果帘子后面走出来。

2

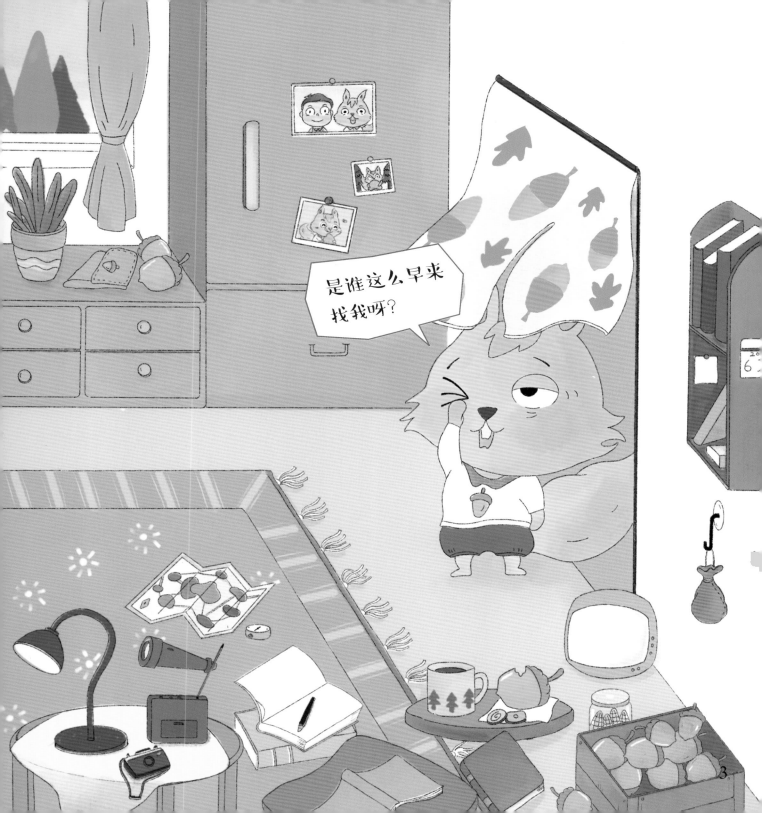

3

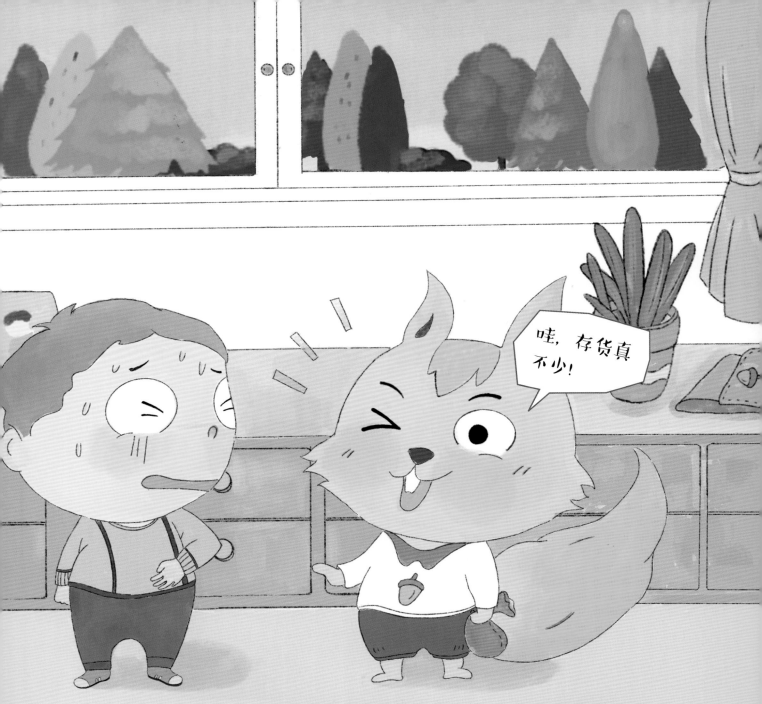

松鼠小·精灵在柯柯的肚皮上轻轻按了两下:"哇,存货真不少!
你现在去卫生间,在马桶上坐好,我来帮帮你。"

4

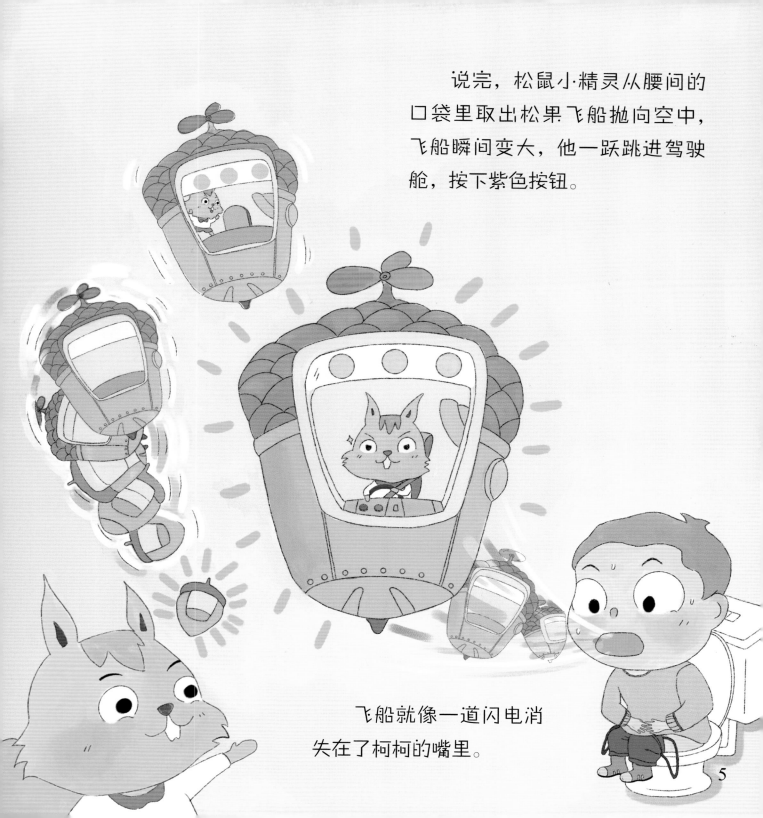

说完，松鼠小精灵从腰间的
口袋里取出松果飞船抛向空中，
飞船瞬间变大，他一跃跳进驾驶
舱，按下紫色按钮。

飞船就像一道闪电消
失在了柯柯的嘴里。

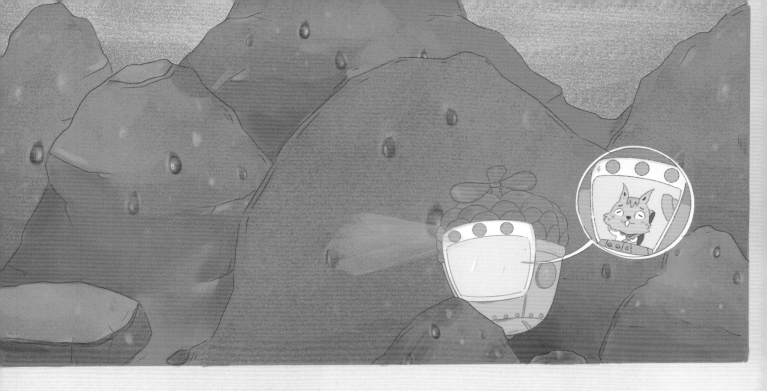

　　松鼠小·精灵的眼前黑漆漆一片，四周好像有一座座巨石山。

　　原来，飞船飞进了柯柯的大肠里。松鼠小·精灵打开飞船的探照灯，哇，那些哪里是什么巨石山，是一堆堆又干又硬的便便！

　　紧接着，一股熏人的气味传来，松鼠小·精灵拍了拍脑袋，说道："嘎啦嘣嘎！竟然忘了戴防毒面具！"

　　"哗啦啦！"一股喷泉从飞船顶部射了出来，直射向便便山峰，便便山峰开始融化啦！

　　"滋啦啦！"又一股喷泉射出来，这次是香香的润滑油，便便山体也开始倒塌啦！

　　"轰啦啦！"松鼠小·精灵打开了冲击波。整座便便山被轻轻松松推了出来。"嘎啦嘣嘎！"松鼠小·精灵欢呼起来！

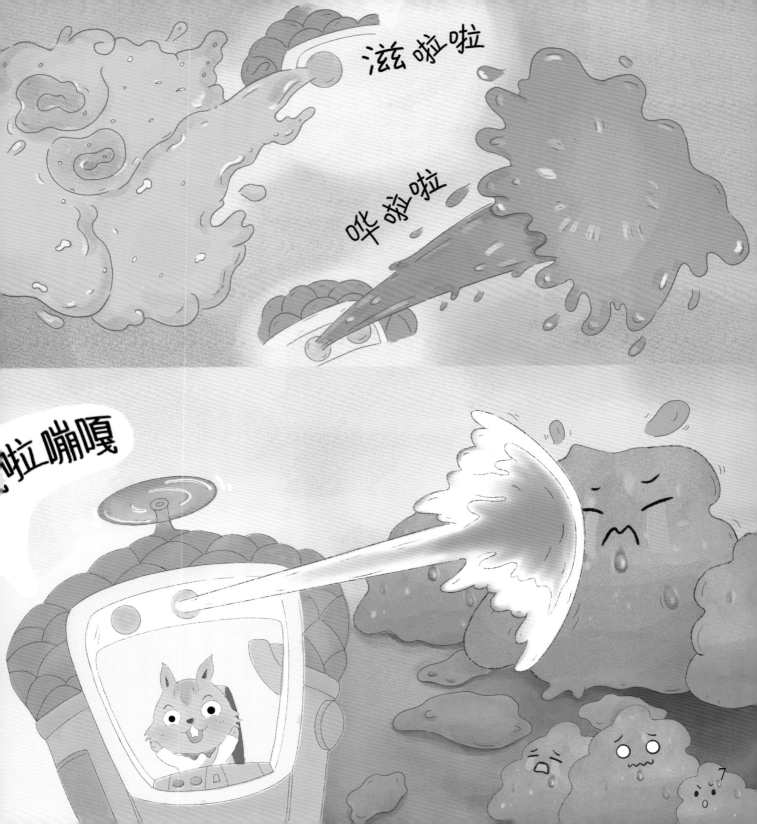

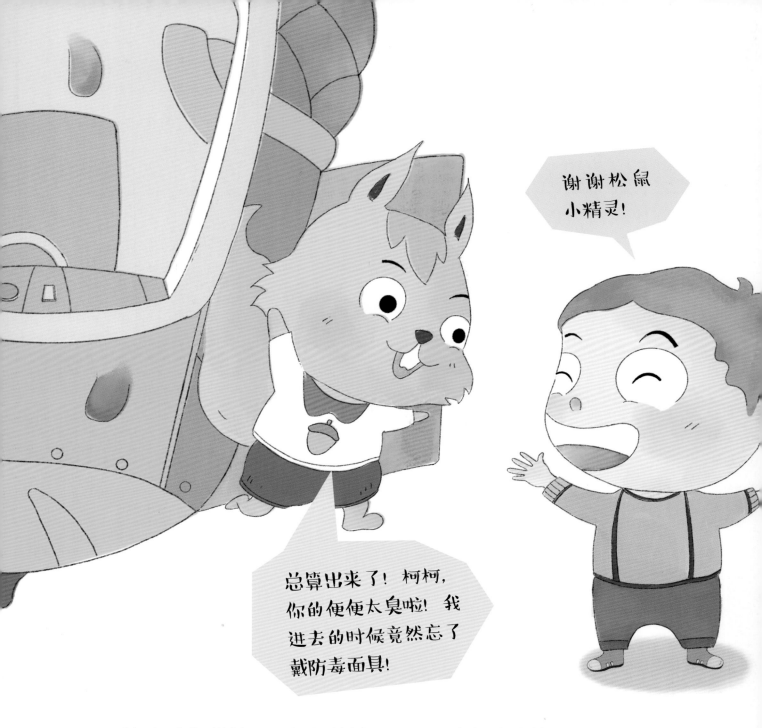

"便便山"排掉了，柯柯的肚子一下子变得软软的。

这时，又一阵臭味袭来。原来是松果飞船上粘满了……

"我的飞船也得洗洗澡了……"松鼠小精灵捏着鼻子说。

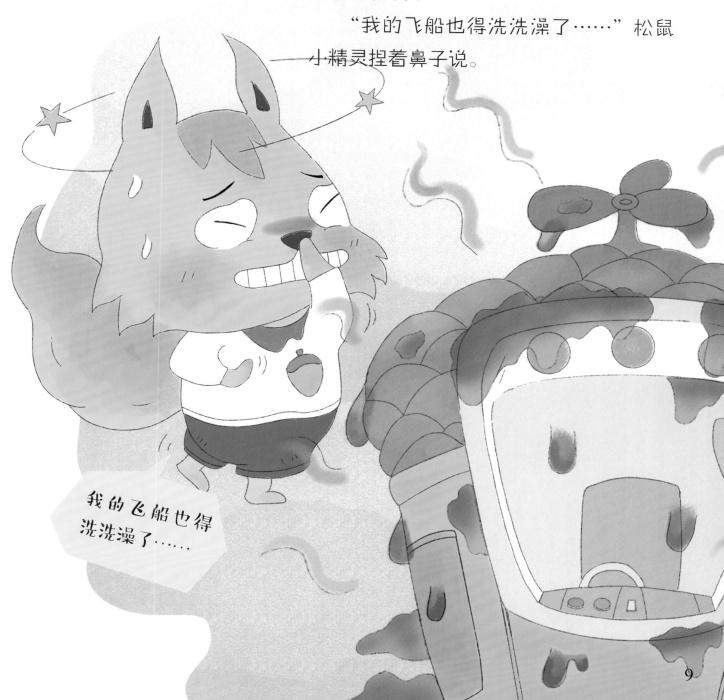

我的飞船也得洗洗澡了……

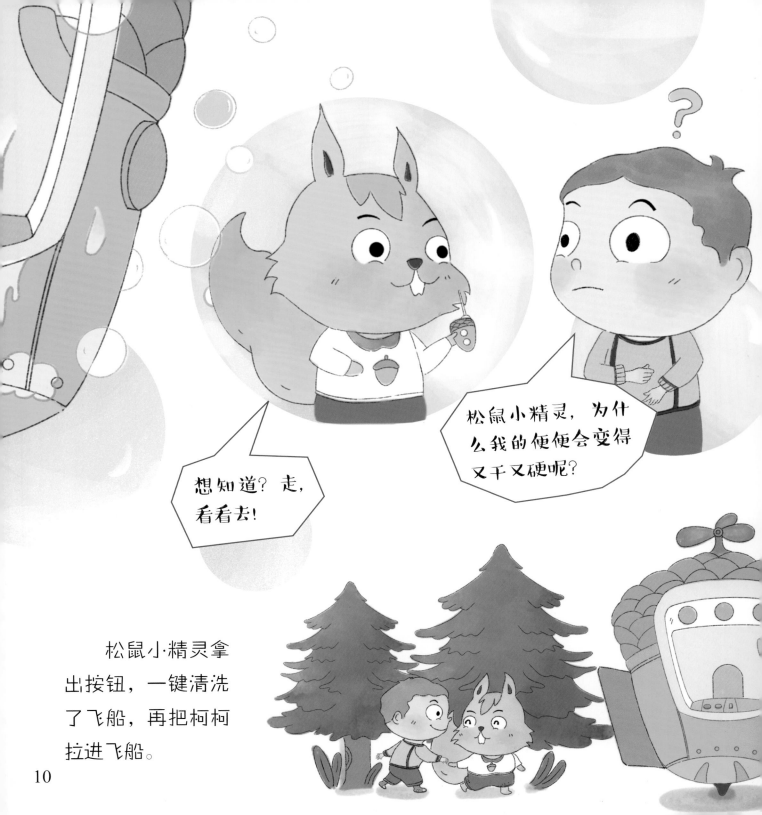

松鼠小精灵，为什么我的便便会变得又干又硬呢？

想知道？走，看看去！

松鼠小精灵拿出按钮，一键清洗了飞船，再把柯柯拉进飞船。

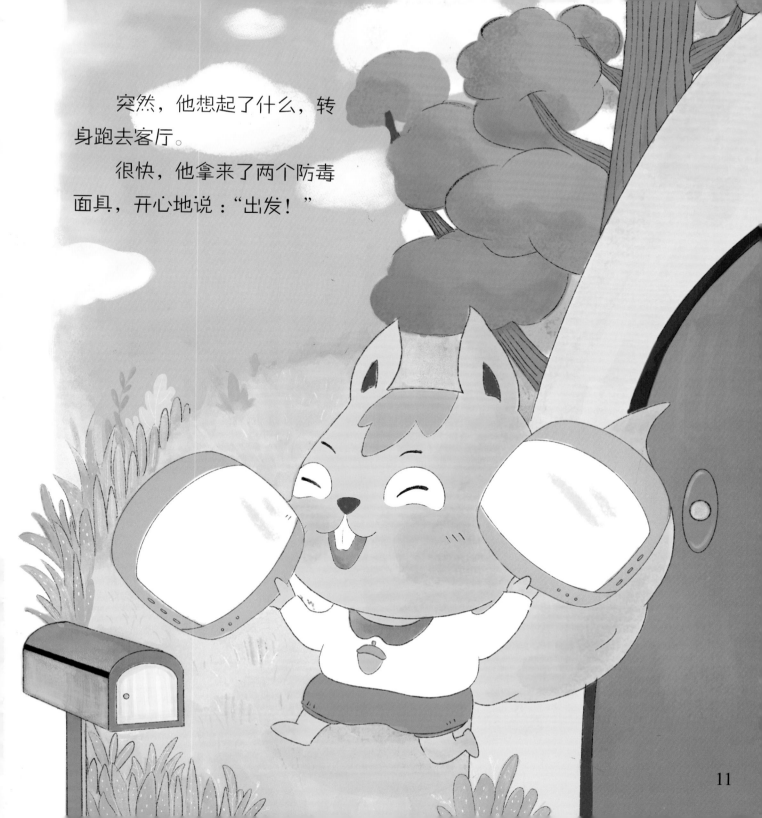

突然，他想起了什么，转身跑去客厅。

很快，他拿来了两个防毒面具，开心地说："出发！"

11

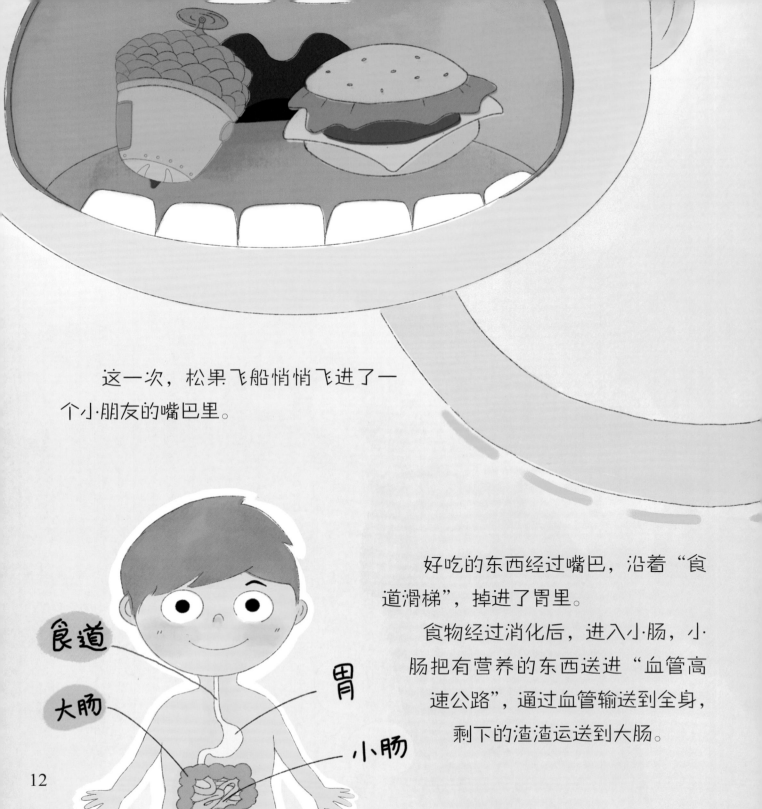

这一次，松果飞船悄悄飞进了一个小朋友的嘴巴里。

好吃的东西经过嘴巴，沿着"食道滑梯"，掉进了胃里。

食物经过消化后，进入小肠，小肠把有营养的东西送进"血管高速公路"，通过血管输送到全身，剩下的渣渣运送到大肠。

食道

大肠

胃

小肠

大肠就像垃圾处理员，当食物渣渣堆满之后，大肠就会用力把它们推出来，这就是便便。

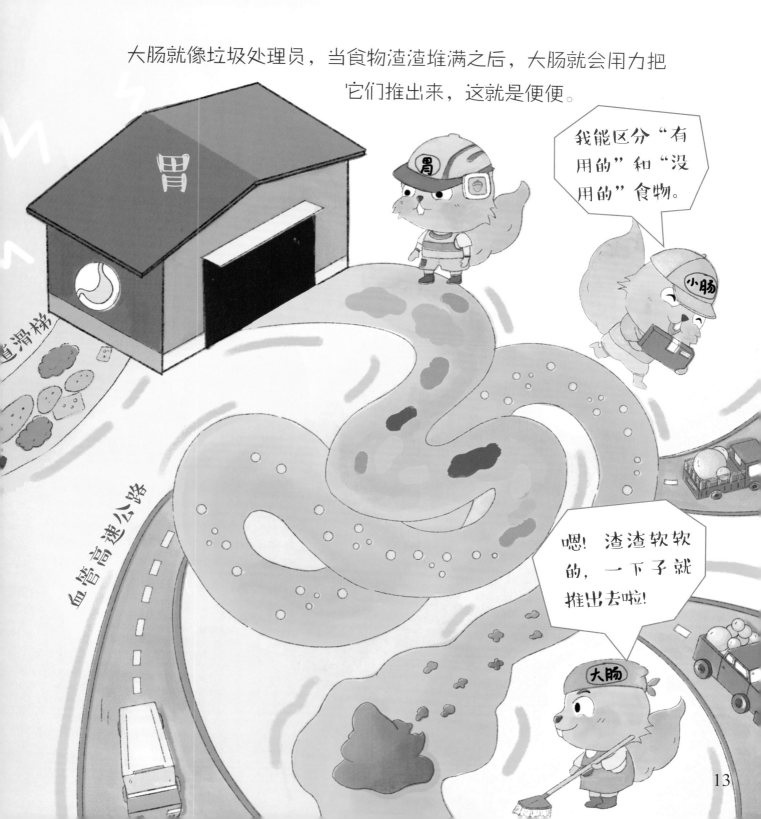

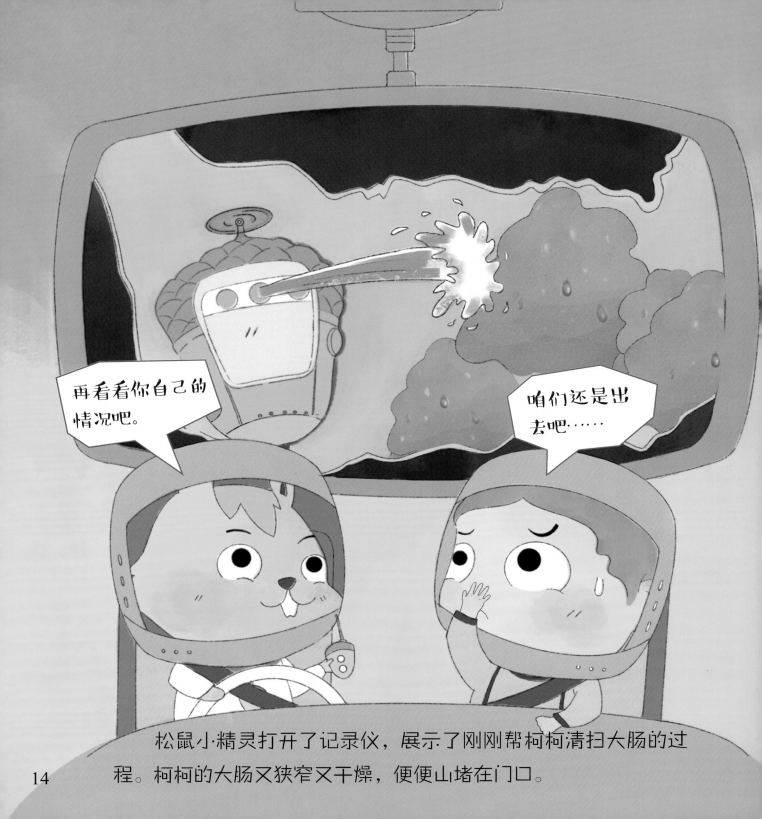

松鼠小·精灵打开了记录仪，展示了刚刚帮柯柯清扫大肠的过程。柯柯的大肠又狭窄又干燥，便便山堵在门口。

14

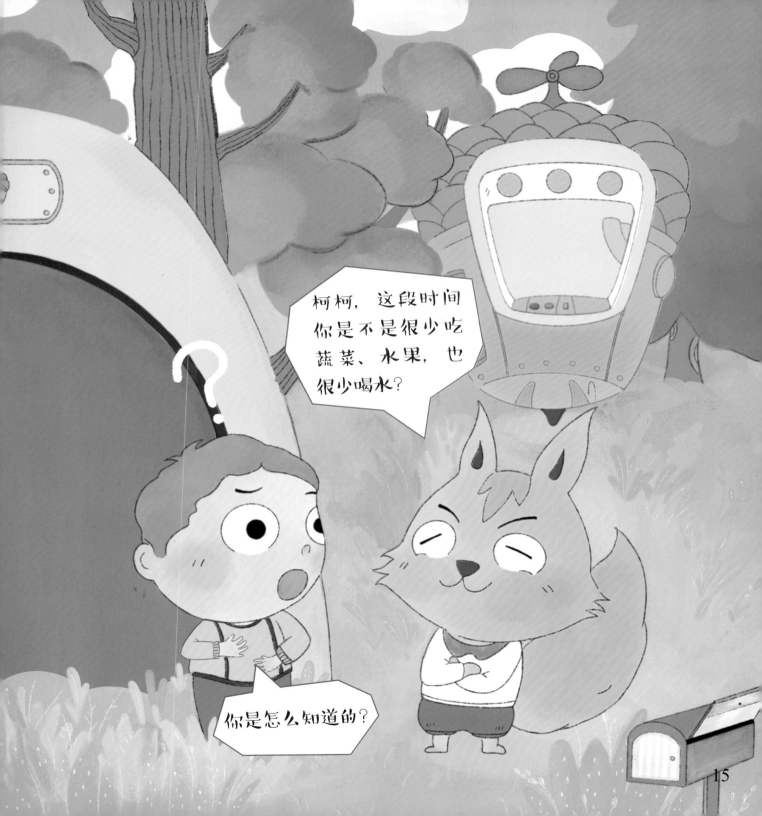

15

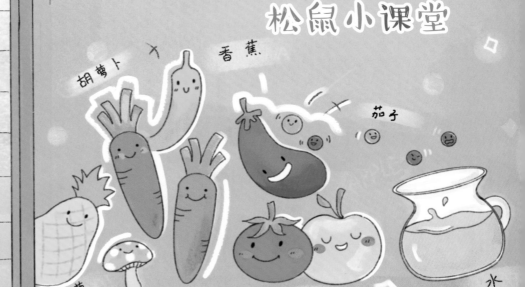

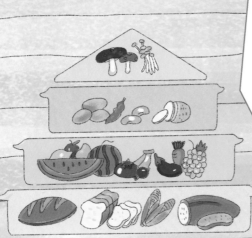

什么是膳食纤维？

它是植物性食物中含有的一种不能被胃肠道消化吸收的物质，吸水性强，能使便便变软。

要想便便变得柔软，就需要润滑剂和水。蔬菜和水果里的膳食纤维就是最好的润滑剂，你不喜欢吃，喝水又少，便便当然就很干很硬啦！

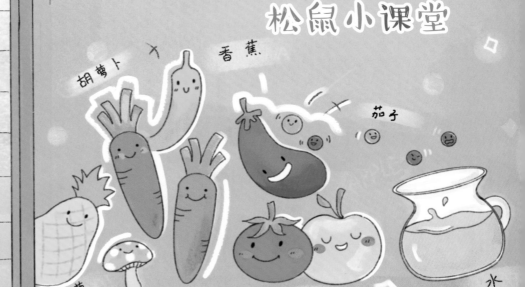

松鼠小课堂

胡萝卜 香蕉 茄子 莴笋 蘑菇 番茄 水

16

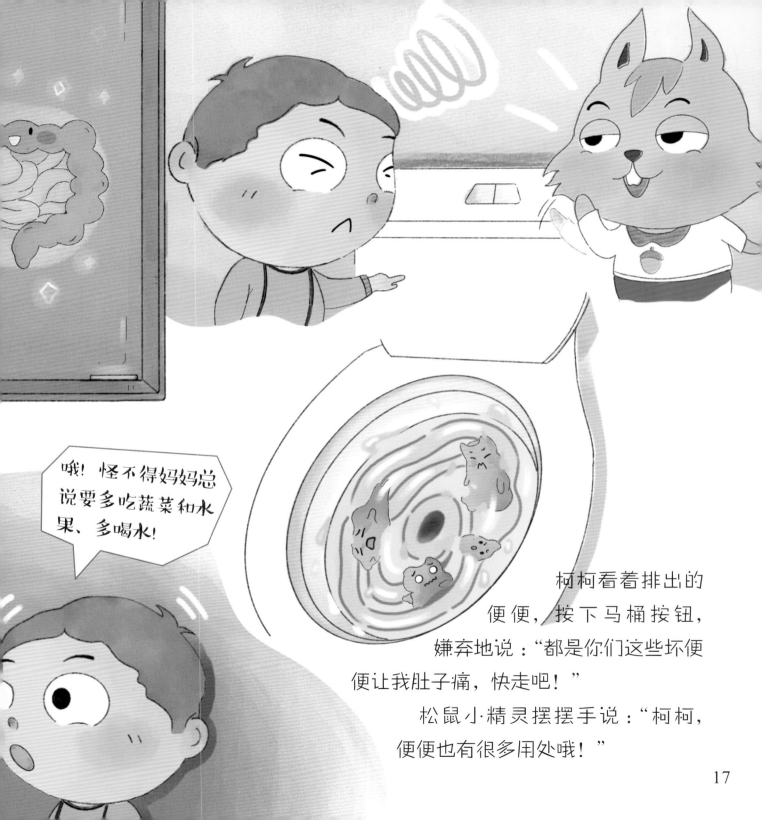

哦！怪不得妈妈总说要多吃蔬菜和水果、多喝水！

柯柯看着排出的便便，按下马桶按钮，嫌弃地说："都是你们这些坏便便让我肚子痛，快走吧！"

松鼠小·精灵摆摆手说："柯柯，便便也有很多用处哦！"

不一会儿，松果飞船就来到了一片菜地。

松鼠小·精灵说："便便虽然是咱们吃完食物后剩下的渣渣，但它们还有好多没能被人体吸收的营养元素哦，这些营养元素刚好是植物们最需要的！"

便便如何帮助植物生长?

人的便便中含有20%左右的有机质,同时还有氮、磷、钾等元素,这些都能帮助植物更好地生长。但是便便一般不直接浇在土里,而是先通过发酵,去除致病菌和可能含有的虫卵后使用更安全。

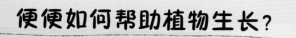

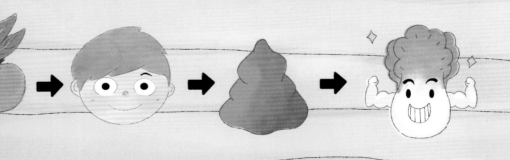

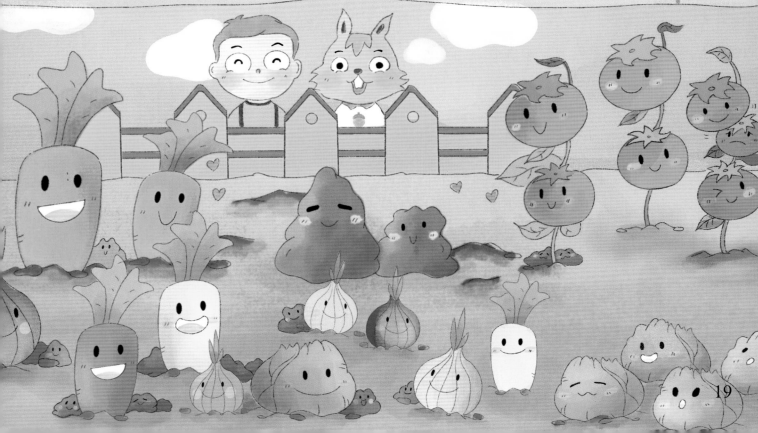

接着，松鼠小·精灵又和柯柯一起来到了沼气池旁。

便便还可以在细菌的帮助下发酵成沼气，变成燃料，为我们提供能源。

说完，两人一起大笑起来。

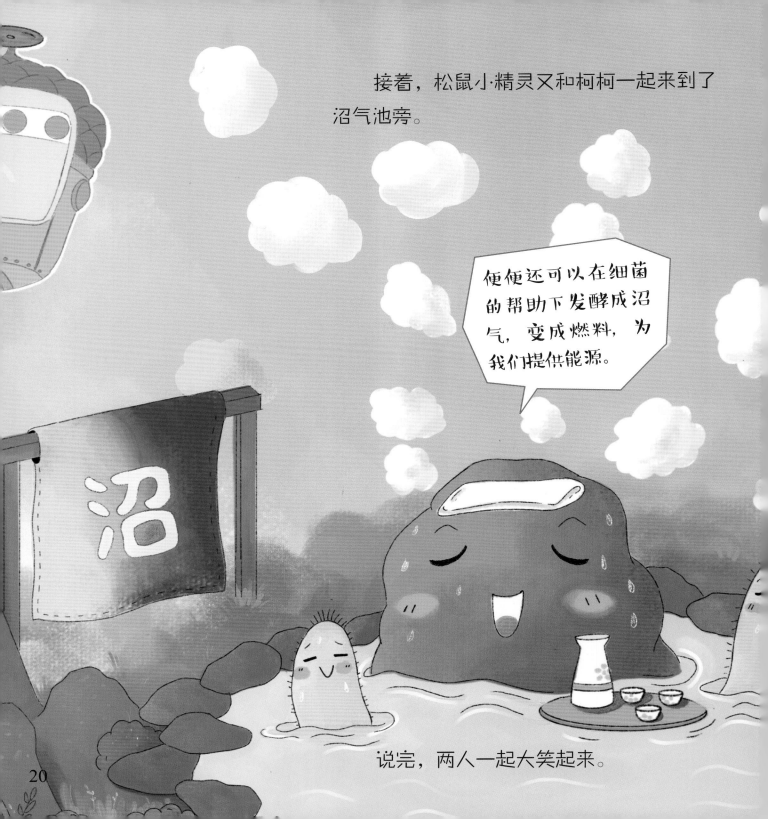

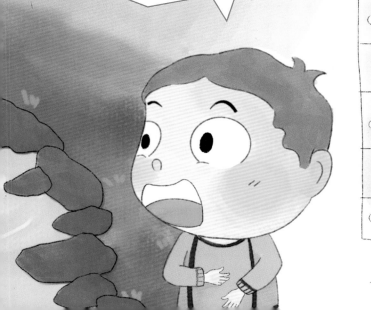

哇，真没想到，便便也有这么大的用处啊！我希望它们以后别在我的肚子里待太久，早点去帮助植物和生产沼气吧！

什么是沼气？

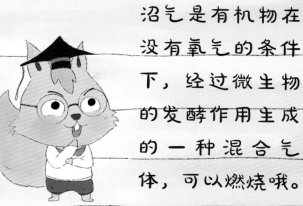

沼气是有机物在没有氧气的条件下，经过微生物的发酵作用生成的一种混合气体，可以燃烧哦。

沼气有什么用途？

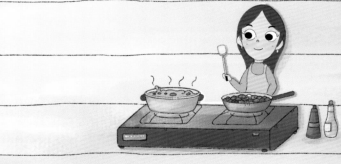

沼气对我国广大农村来说，是一种比较理想的家庭燃料。可以用来做饭、供暖和照明等，既方便、又干净。

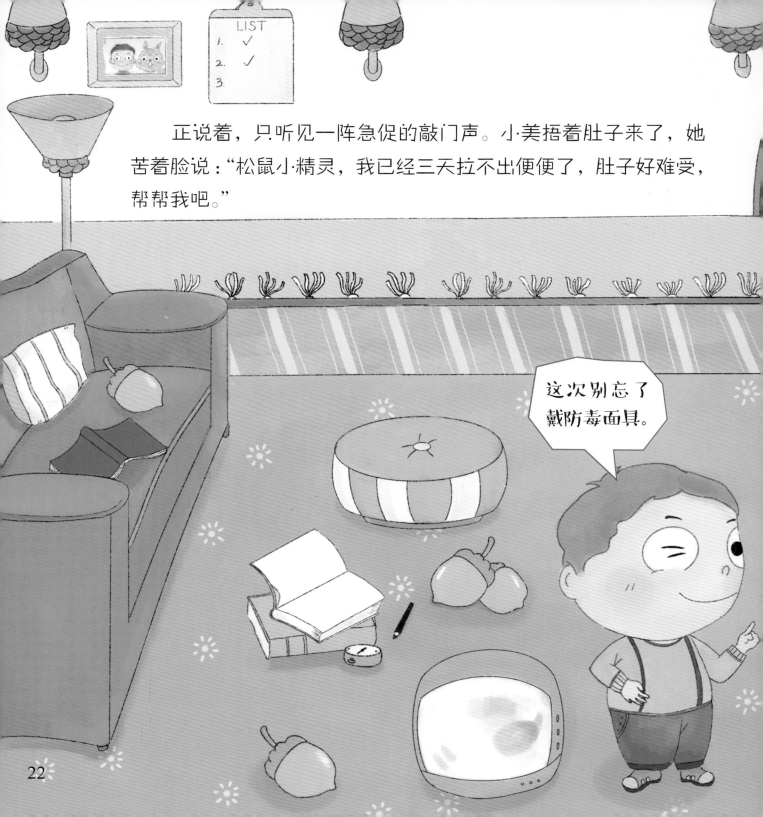

正说着，只听见一阵急促的敲门声。小美捂着肚子来了，她苦着脸说："松鼠小精灵，我已经三天拉不出便便了，肚子好难受，帮帮我吧。"

这次别忘了戴防毒面具。

22

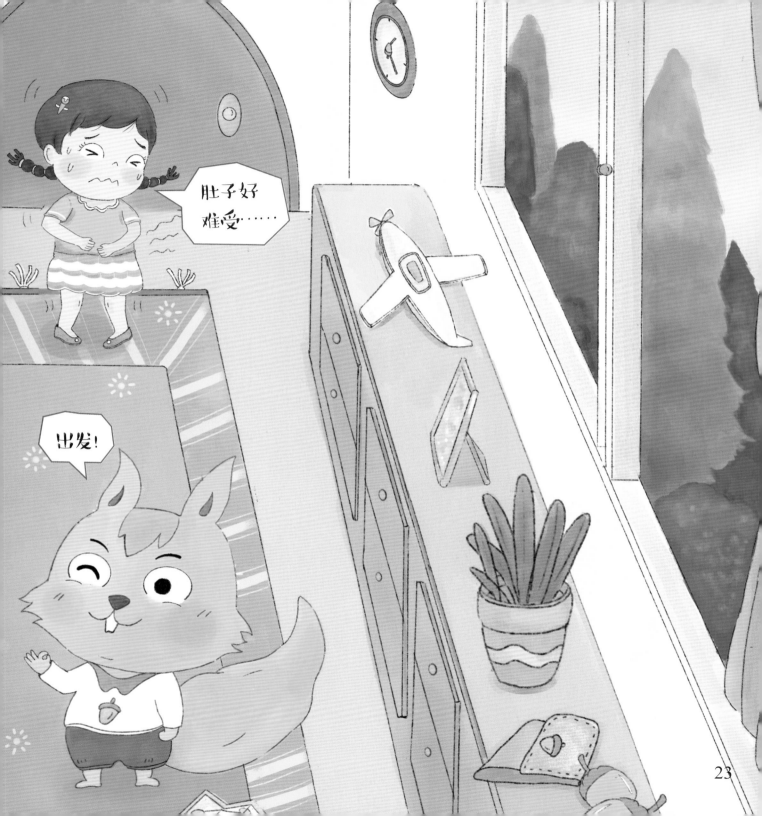

23

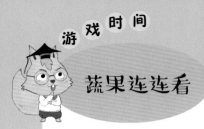

下面的卡片里有你喜欢吃的食物吗？用你的火眼金睛，看看能不能在 3 秒之内找到 4 种蔬菜或水果呢？找到之后把它们用线连起来吧！

你知道吗，连起来的蔬果可是能够缓解便秘的！

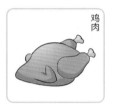 鸡肉	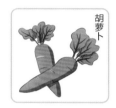 胡萝卜	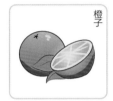 橙子	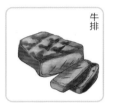 牛排
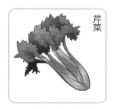 芹菜	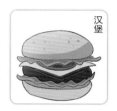 汉堡	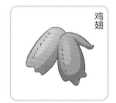 鸡翅	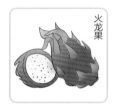 火龙果
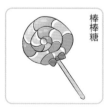 棒棒糖	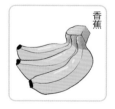 香蕉	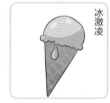 冰激凌	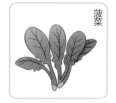 菠菜
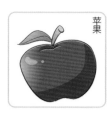 苹果	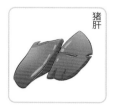 猪肝	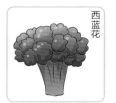 西蓝花	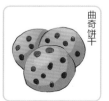 曲奇饼干

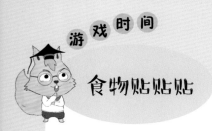

　　根据下面食物的轮廓，你能认出来都是哪些常见的食物吗？贴上正确的贴纸吧！平时你还喜欢吃哪些食物呢，在空白处画一画吧！

食物旅行图

食物的旅行路线有食管、胃、小肠、大肠。看看你贴对了吗?

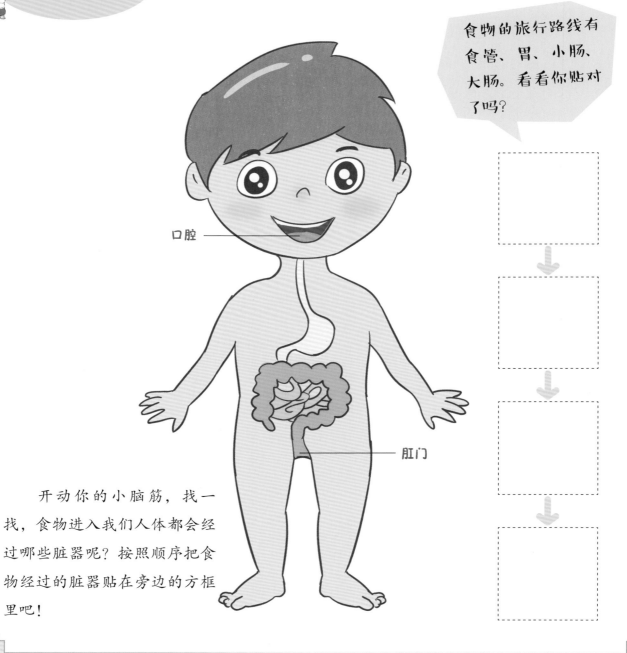

口腔

肛门

开动你的小脑筋,找一找,食物进入我们人体都会经过哪些脏器呢?按照顺序把食物经过的脏器贴在旁边的方框里吧!

组团运送蔬菜

　　6个小朋友分成3组,每组2人。每组桌子上放置5种食物。每组2个小朋友安排如下: 一个小朋友蒙上眼睛向前行走,从别队的桌子上把蔬菜运送到自己队的桌子上,另一个小朋友不蒙眼睛,站在旁边指挥蒙眼的小朋友运送蔬菜。先得到6种食物的队伍获胜。

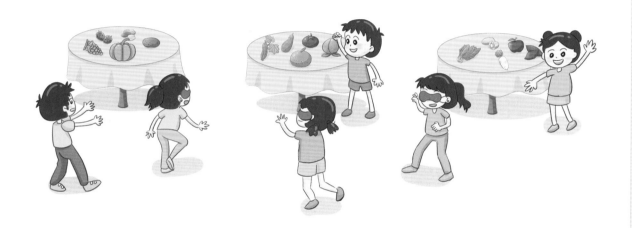

行走的原则:

　　不可以碰到其他组蒙眼行走的小朋友,如果碰到,双方都需要返回到出发点重新开始。

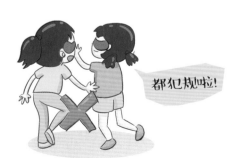

都犯规啦!

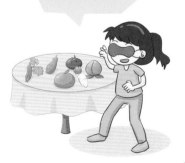

我们先得到6种食物,胜利!

作者简介

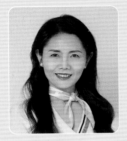

许雅君

北京大学营养与食品卫生学系教授、博士生导师
北京市健康科普专家
北京市青年教学名师

现任北京大学公共卫生学院副院长，中国
营养学会妇幼营养分会常委，北京市营养
学会副理事长，北京市预防医学会理事，
北京健康教育协会慢性病管理专业委员会
常务理事，北京市食品安全毒理学研究与
评价重点实验室副主任等职。
主要研究领域为生命早期营养与健康发展、
食物营养与儿童食育，热心儿童早期科学
饮食习惯养成工作。近年作为课题负责人
承担国家、省部级科研课题 10 余项，在
国内外发表学术论文 150 余篇，获得科技
成果奖 9 项，主编、参编教材和著作 20
余部，是国内外 9 部学术期刊编委和 20
余部学术期刊审稿人。

扫码享服务

★【看视频】北大教授给家长的饮食营养视频
★【寻妙招】定制个性化营养方案
★【听音频】营养知识潜移默化
★【点读书】有声伴读亲子互动
★【趣读书】耳熟能详趣味输出

视频目录

① 为什么提倡孩子多吃蔬菜水果
② 孩子该如何科学饮水
③ 为什么要建立饮食规则